Dr. Nihed Abid

Capacitar os pais no percurso do autismo

Dr. Nihed Abid

Capacitar os pais no percurso do autismo

Compreender e melhorar a sua qualidade de vida

ScienciaScripts

Cover image: www.ingimage.com

This book is a translation from the original published under ISBN 978-620-7-80682-9.

Publisher:
Sciencia Scripts
is a trademark of
Dodo Books Indian Ocean Ltd. and OmniScriptum S.R.L publishing group

120 High Road, East Finchley, London, N2 9ED, United Kingdom
Str. Armeneasca 28/1, office 1, Chisinau MD-2012, Republic of Moldova, Europe
Printed at: see last page
ISBN: 978-620-8-14997-0

Caros pais de crianças com Perturbações do Espectro do Autismo, este livro foi concebido com profunda empatia e ideias práticas para vos apoiar na vossa jornada. Lembrem-se sempre que não estão sozinhos.

Dr. Nihed Abid

Conteúdo

INTRODUÇÃO ... 7
MÉTODOS ... 10
I. Conceção da investigação ... 10
II. Localização e período de inquérito ... 10
III. Seleção da população ... 10
1. População-alvo ... 10
2. População de origem ... 10
2.1 Critérios de inclusão: ... 10
2.2 Critérios de exclusão: ... 10
2.3 Método de amostragem ... 10
IV. Recolha de dados ... 11
1. Ferramentas de medição: ... 11
2. Pré-teste do instrumento de medição: ... 11
3. Procedimento de estudo ... 12
V. Considerações éticas: ... 12
VI. Entrada e análise de dados: ... 12
RESULTADOS ... 14
I. Identificação do progenitor: ... 14
1. Idade dos pais: ... 14
2. Relação parental: ... 14
3. Situação familiar: ... 14
4. nível de ensino : ... 15
5. Profissão: ... 15
6. Pessoa que descobriu os sintomas de autismo na criança: ... 15
7. Conhecimento do autismo antes do diagnóstico da criança: ... 16
8. Pessoa que efectuou o diagnóstico: ... 16
II. Identificação da criança: ... 17
1. Sexo da criança: ... 17
2. Idade atual da criança: ... 17
3. Idade da criança no momento do diagnóstico: ... 17
4. Ordem de nascimento da criança entre os irmãos: ... 17
5. Comorbilidade: ... 18

6. Utilização de medicamentos por crianças: 18
7. Utilização de medicamentos por crianças: 19
III. Qualidade de vida dos pais de crianças com TEA: 21
1. Escala de medição do WHOQOL BREF 21
2. Factores associados ao domínio da Qualidade de Vida entre pais de crianças com PEA: 21
DISCUSSÃO 24
I. Pontos fortes e limitações 24
II. Sensibilização para o autismo antes do diagnóstico da criança: 24
III. Identificação da criança: 25
1. Sexo da criança: 25
2. Comorbilidade 26
3. Frequência de terapia da fala: 27
4. Diagnóstico de outro membro da família com Perturbação do Espectro do Autismo: 28
IV. Qualidade de vida dos pais de crianças com perturbações do espetro do autismo: Medição do WHOQOL-BREF 28
RECOMENDAÇÕES GERAIS 33
PLANO DE ACÇÃO PARA MELHORAR A QUALIDADE DE VIDA DOS PAIS DE CRIANÇAS COM ASD 35
I. Qualidade de vida social 35
1. Reuniões sociais semanais: 35
2. Comunidades de apoio em linha: 35
3. Oportunidades de voluntariado: 35
II. Qualidade de vida física 36
1. Rotina diária de exercícios: 36
2. Plano de nutrição: 36
3. Práticas de higiene do sono: 36
III. Qualidade de vida psicológica 37
1. Mindfulness e Meditação: 37
2. Diário Terapêutico: 37
3. Sessões de terapia: 37
IV. Qualidade de vida ambiental 38
1. Modificações domésticas favoráveis aos sentidos: 38
2. Espaços de vida organizados: 38

CONCLUSÃO 40
REFERÊNCIAS 42

Lista de abreviaturas

ASD: Autism Spectrum Disorder (ASD)

GI: Gastrointestinal

QoL: Quality of Life

RRU: Regional Rehabilitation Unit

WHOQOL BREF: World Health Organization Quality of Life

Introdução

INTRODUÇÃO

O autismo, caracterizado como uma perturbação do neurodesenvolvimento marcada por dificuldades na comunicação verbal e não verbal, perturbações nas interações sociais e comportamentos repetitivos ou restritos, é frequentemente acompanhado de sensibilidades sensoriais atípicas [1, 2]. Numerosos estudos revelaram os obstáculos substanciais que os pais de crianças autistas enfrentam em termos de saúde mental e bem-estar geral [1-4]. De facto, a gestão dos comportamentos difíceis, dos obstáculos de comunicação e das necessidades específicas das crianças autistas resulta normalmente em níveis mais elevados de stress, depressão e ansiedade entre os pais do que entre os que criam crianças com desenvolvimento normal [3, 4]. Além disso, os pais de crianças que exibem comportamentos autistas mais graves tendem a reportar níveis ainda mais elevados de stress parental e a experimentar maiores desafios na dinâmica familiar [5].

Além disso, estes pais enfrentam desafios distintos que podem ser ainda agravados por factores como a pressão financeira, o acesso limitado aos cuidados de saúde e aos serviços educativos, o stress emocional decorrente do papel de prestador de cuidados, bem como as complexidades da gestão dos comportamentos desafiantes dos seus filhos [6]. A incerteza quanto ao futuro e as lutas diárias associadas à prestação de cuidados a uma criança autista podem evocar sentimentos de tristeza, preocupação, frustração e raiva nos pais [7]. Além disso, o estigma associado ao facto de ser pai ou mãe de uma criança autista pode ter um impacto significativo na sua qualidade de vida [7-11].

A qualidade de vida (QdV) é um conceito multifacetado que engloba várias dimensões do bem-estar individual, incluindo a emocional, a física, a financeira, as relações interpessoais, as aspirações pessoais e as interações com o ambiente [9]. Representa uma avaliação subjectiva influenciada pelas percepções individuais da realidade, moldada por objectivos, expectativas e preocupações pessoais, que, por sua vez, são influenciados por valores culturais e sociais. Independentemente da nacionalidade ou do contexto cultural, a qualidade de vida vivida pelos pais de crianças com perturbações do espetro do autismo (PEA) é geralmente inferior à dos pais de crianças com desenvolvimento normal, em especial no domínio físico [10].

Os pais ocupam um papel central na vida dos seus filhos autistas, estando o seu bem-estar intrinsecamente ligado ao dos seus filhos. Uma qualidade de vida satisfatória para os pais também pode ter ramificações positivas para o bem-estar da criança e para a coesão familiar como um todo [9-11]. Para além disso, compreender e avaliar a qualidade de vida dos pais de crianças com PEA serve para reconhecer os desafios específicos que enfrentam. Ao identificar estes desafios, os profissionais de saúde e os decisores políticos podem compreender melhor as necessidades específicas deste grupo demográfico e conceber intervenções adaptadas para oferecer apoio [11].

Neste sentido, uma revisão sistemática realizada por Musetti et al. em 2021 sublinhou o potencial de um maior envolvimento dos pais em intervenções dirigidas a crianças ou adolescentes com PEA para melhorar a sua qualidade de vida [11]. Com efeito, a promoção de uma colaboração construtiva entre os profissionais de saúde e os pais no planeamento e execução das intervenções pode fomentar uma maior satisfação dos pais e proporcionar-lhes o apoio necessário para enfrentarem os desafios únicos com que se deparam. O estudo da qualidade de vida dos pais assume uma importância primordial: ao aprofundar a qualidade de vida dos pais, obtemos uma visão mais profunda do impacto global do autismo na unidade familiar.

Esta investigação tem como objetivo fornecer informações destinadas a compreender de forma abrangente a qualidade de vida vivida pelos pais de crianças autistas, informando assim o desenvolvimento de estratégias de apoio eficazes e adaptadas às suas necessidades específicas.

Objetivo da investigação:

- Descrever os diferentes domínios da qualidade de vida dos pais de crianças autistas.
- Identificar os factores que influenciam a qualidade de vida dos pais de uma criança com PEA.
- Propor aos pais um plano de ação para melhorar os vários aspectos da qualidade de vida

Métodos

MÉTODOS

I. Conceção da investigação

Este estudo utiliza uma abordagem quantitativa, analítica e transversal para descrever a qualidade de vida dos pais de crianças autistas.

II. Localização e período de inquérito

O nosso estudo foi realizado durante um período de 2 meses, de dezembro de 2022 a janeiro de 2023. Durante este período de tempo, desenvolvemos e implementámos várias fases da investigação. Colaborámos estreitamente com o Centro de Autismo Raya em Monastir e o Centro Intermédio DSSB em Sousse, que acolheram graciosamente o nosso estudo.

III. Seleção da população

1. População-alvo

Esta investigação foi realizada entre pais de crianças com Perturbação do Espectro do Autismo (PEA).

2. População de origem

Pais de crianças diagnosticadas com Perturbação do Espectro do Autismo (PEA).

2.1 Critérios de inclusão:

- Pais com pelo menos um filho diagnosticado com Perturbação do Espectro do Autismo (PEA).
- Pais de crianças com Perturbação do Espectro do Autismo (PEA) que vivam com a criança há pelo menos 6 meses.
- Consentimento informado dos pais para participar no estudo.
- A capacidade dos pais para preencherem questionários ou participarem em entrevistas, consoante os métodos de recolha de dados escolhidos.

2.2 Critérios de exclusão:

- Incapacidade dos pais de compreenderem e responderem às perguntas devido a problemas de comunicação ou de saúde mental.
- Recusa de participação no estudo por parte dos pais.

2.3 Método de amostragem

Utilizámos a técnica de amostragem aleatória simples, o que resultou numa amostra de 62 pais:

- 40 pais do Centro de Autismo Raya em Monastir.

- 22 pais do Centro de Saúde Intermédio.

IV. Recolha de dados

1. Ferramentas de medição:

Recolhemos as respostas dos participantes através de um questionário anónimo auto-administrado.

O questionário está dividido em duas partes distintas:

- A primeira parte tem por objetivo recolher informações gerais sobre os pais e as crianças autistas, incluindo as suas caraterísticas sociodemográficas e dados clínicos relevantes
- A segunda parte utiliza a escala WHOQOL-BREF da Organização Mundial de Saúde (OMS) para avaliar a qualidade de vida durante um período de duas semanas.

Na primeira parte, avaliamos os acontecimentos vividos nas duas últimas semanas. Esta secção questiona os inquiridos sobre acontecimentos ou experiências recentes para avaliar o seu impacto na qualidade de vida e no bem-estar geral.

A segunda parte envolve uma reflexão sobre a vida nas últimas duas semanas. Pede-se aos inquiridos que avaliem a sua satisfação ou insatisfação global em vários domínios da vida, como a saúde, as relações sociais e o bem-estar emocional, com base em experiências recentes.

Em seguida, os participantes são convidados a avaliar os seus sentimentos e a sua satisfação durante as duas últimas semanas. Esta secção visa recolher informações sobre o seu nível de satisfação em diferentes aspectos da vida quotidiana, pedindo-lhes que expressem o seu grau de satisfação ou insatisfação numa escala de resposta predefinida. Por último, os inquiridos são encorajados a avaliar as suas experiências específicas durante as duas últimas semanas, centrando-se no seu nível de satisfação ou insatisfação relativamente a essas experiências. Esta secção permite recolher informações pormenorizadas sobre aspectos específicos da vida quotidiana dos participantes e o seu impacto na sua qualidade de vida global.

2. Pré-teste do instrumento de medição:

O instrumento de medição foi submetido a um pré-teste para avaliar a clareza das perguntas e a fiabilidade das respostas. Uma pequena amostra da população-alvo, constituída por 6 participantes selecionados aleatoriamente, foi convidada a responder ao questionário. Os participantes responderam às perguntas sem dificuldade, indicando que o questionário era compreensível e relevante para a população-alvo. Por conseguinte, não foram consideradas necessárias quaisquer alterações e o questionário foi mantido tal como estava para a recolha de dados. Este processo de pré-teste assegurou a qualidade e a validade do instrumento de medição utilizado no nosso estudo.

3. *Procedimento do estudo*

A realização do nosso estudo foi planeada de forma sistemática para garantir uma recolha de dados eficaz e abrangente. Inicialmente, optámos por um questionário auto-administrado, permitindo que os pais de crianças autistas respondessem às perguntas ao seu próprio ritmo e no conforto das suas casas. Antes de distribuirmos o questionário, fizemos uma breve introdução explicando o objetivo da investigação para garantir uma compreensão clara do processo e para obter a sua cooperação.

Após a realização de um pré-teste com 6 participantes, durante o qual não foram considerados necessários ajustes ou modificações, procedemos à recolha de dados junto dos pais em causa. Esta recolha foi realizada através de contactos diretos com as famílias, onde lhes entregámos o questionário e fornecemos as instruções necessárias para o seu preenchimento.

Para facilitar a participação, visitámos dois centros especializados em autismo: o Centro de Autismo Raya em Monastir e o Centro de Saúde Intermédio. Isto permitiu-nos encontrar os pais no local e recolher as suas respostas. No total, recolhemos 62 questionários.

Asseguràmos que cada participante dispunha de tempo suficiente para preencher o questionário, a fim de garantir respostas exactas e completas.

V. Considerações éticas:

Depois de obtermos autorizações de acesso dos diretores dos centros especializados em autismo, bem como a aprovação da unidade de Projectos de Fim de Estudo do nosso instituto, obtivemos o consentimento oral dos participantes antes de distribuirmos o nosso questionário.

Os questionários foram preenchidos pelos pais em causa, respeitando rigorosamente o anonimato e a confidencialidade. Esta abordagem assegurou a máxima objetividade nas respostas, permitindo que os participantes se expressassem livremente e com confiança. Ao preservar o anonimato, garantimos a proteção dos dados pessoais dos participantes e o respeito pela sua privacidade.

VI. Entrada e análise de dados:

Os dados foram introduzidos e analisados utilizando o software SPSS 22 (Statistical Package for the Social Sciences).

Resultados

RESULTADOS

I. Identificação do progenitor:

1. Idade dos pais:

A população tinha uma idade média de 37,35 anos ±3,27, com uma idade máxima de 49 anos e uma idade mínima de 28 anos, e um desvio padrão de 5,55 anos.

2. Relação parental:

A maioria da população (79%) era constituída por mães. A nossa população apresenta uma predominância feminina com uma relação de género de 0,26.

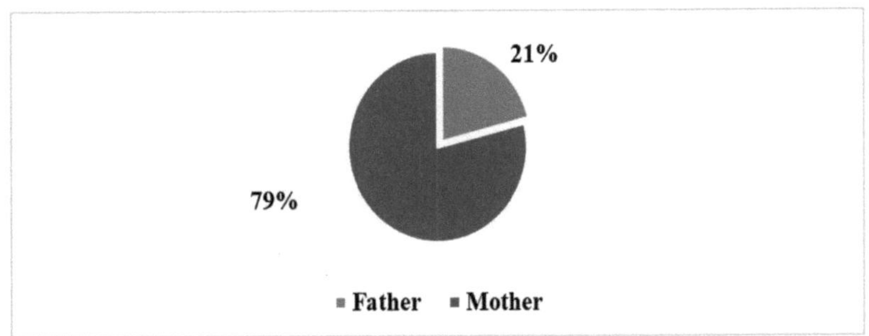

Figura 1: Distribuição das relações parentais (N=62).

3. Situação familiar:

A maioria da população (99,40%) era casada.

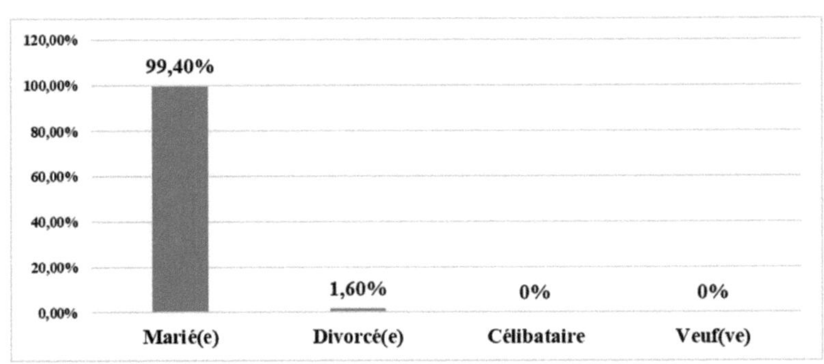

Figura 2 Distribuição da situação familiar da população (N=62).

4. *Nível de ensino :*

A maioria da população (53,20%) tinha um nível de ensino secundário, enquanto 43,50% tinha um nível de ensino universitário.

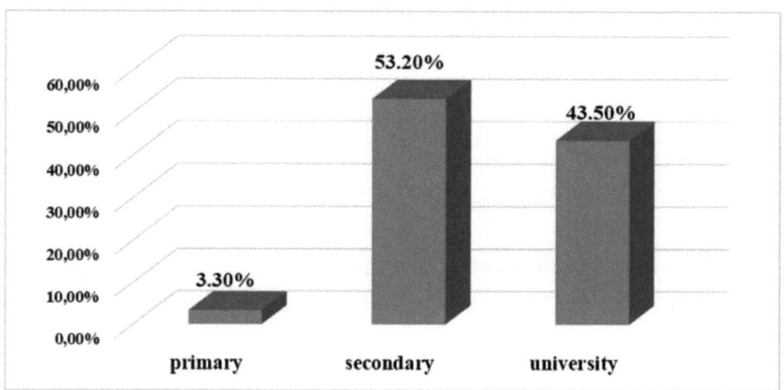

Figura 3 Distribuição do nível de escolaridade da população (N=62).

5. *Profissão:*

A maioria da população (69,40%) era constituída por funcionários públicos.

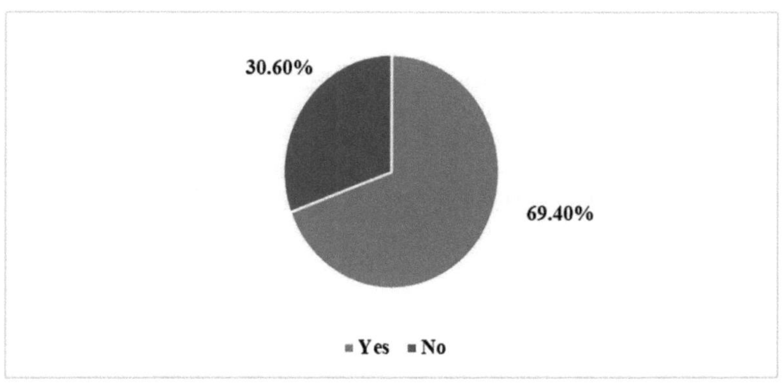

Figura 4: Distribuição da população por profissão (N=62).

6. *Pessoa que descobriu os sintomas de autismo na criança:*

A maioria dos pais referiu que os sintomas foram descobertos por um profissional de saúde (51,61%), enquanto 20,97% afirmaram que eles próprios descobriram os sintomas de autismo.

Mesa I: Pessoa que descobriu os sintomas de autismo na criança (N=62).

Respostas	Contagem (n)	Percentagem (%)
A si próprio	13	20.97
Outro membro da família	5	8.07
Professor ou educador	12	19.35
Um profissional de saúde	32	51.61
Total	62	100

7. ***Conhecimento do autismo antes do diagnóstico da criança:***

A maioria da população (69,35%) relatou que não tinha conhecimento sobre o autismo antes do diagnóstico da criança. No entanto, 24,20% afirmaram que tinham conhecimento através da televisão e outros meios de comunicação.

Tabela II Conhecimento do autismo antes do diagnóstico da criança (N=62).

Respostas	Contagem (n)	Percentagem (%)
Não	43	69.35
Sim, através da televisão e de outros meios de comunicação social	15	24.20
Conhecimento dos membros da família	2	3.23
Estou em contacto com crianças autistas	0	0
Conhecimento através do meu local de trabalho	2	3.22
Total	62	100

8. ***Pessoa que efectuou o diagnóstico:***

A maioria dos pais (77,41%) referiu que o diagnóstico foi efectuado por um pedopsiquiatra.

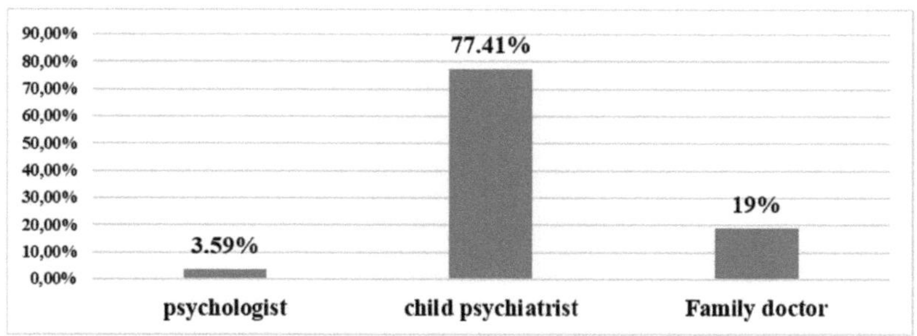

Figura 5: A pessoa que efectuou o diagnóstico (N=62).

II. Identificação da criança:

1. Criança Género:

As crianças apresentaram uma predominância do sexo masculino, com uma relação de género de 2,44.

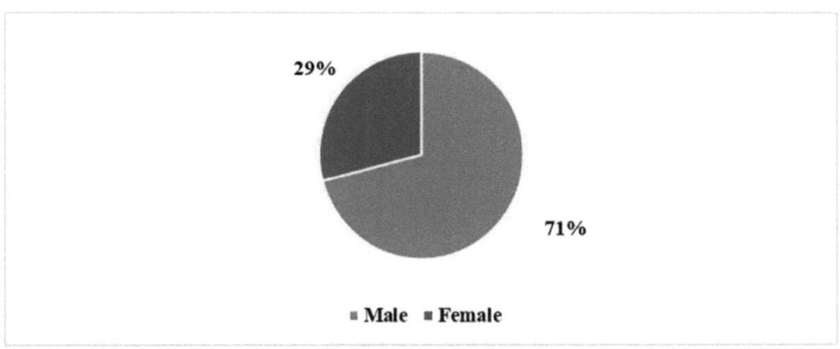

Figura 6: Género da criança (N=62).

2. Idade atual da criança:

A nossa população de crianças tinha uma idade média de 5,77 anos, com um mínimo de 3 anos e um máximo de 8 anos ±1,13 anos.

3. Idade da criança no momento do diagnóstico:

O diagnóstico foi efectuado em crianças com uma idade média de 33,10 meses, com um mínimo de 18 meses, um máximo de 48 meses e um desvio padrão de 7,05 meses.

4. Ordem de nascimento da criança entre irmãos:

A maioria das crianças eram irmãos mais novos (43,50%), enquanto 46,80% eram irmãos mais velhos.

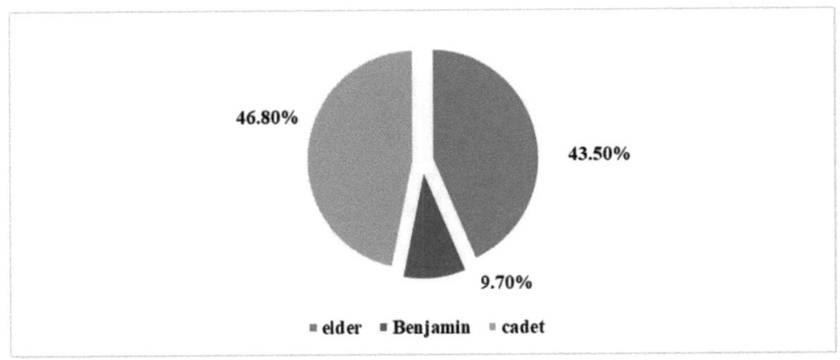

Figura 7: Ordem de nascimento dos irmãos (N=62).

5. ***Comorbilidade:***

A maioria dos inquiridos (95,20%) declarou que os seus filhos não tinham sido diagnosticados com qualquer outra perturbação ou doença.

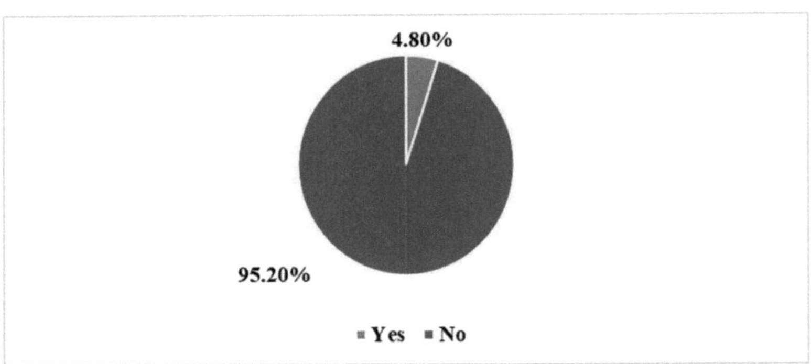

Figura 8 : Comorbilidade entre crianças com PEA (N=62).

6. ***Utilização de medicamentos para crianças:***

A maioria dos pais (82,74%) referiu que os seus filhos não estavam a tomar qualquer medicação.

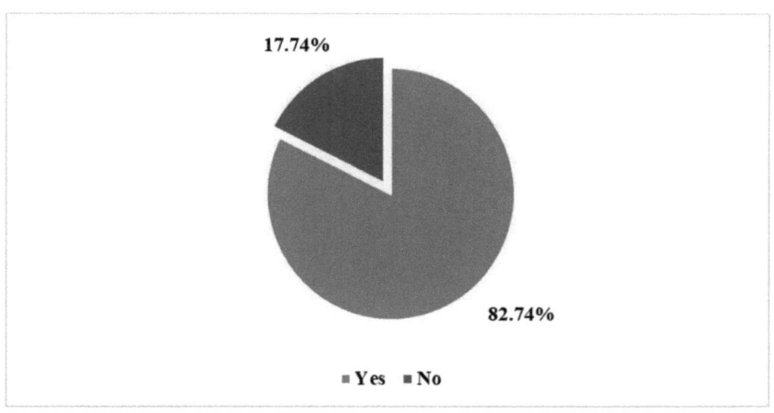

Figura 9 : Utilização de medicamentos pelas crianças (N=62).

7. ***Utilização de medicamentos para crianças:***

A maioria dos pais (66,1%) referiu que os seus filhos não frequentaram qualquer sessão de terapia da fala.

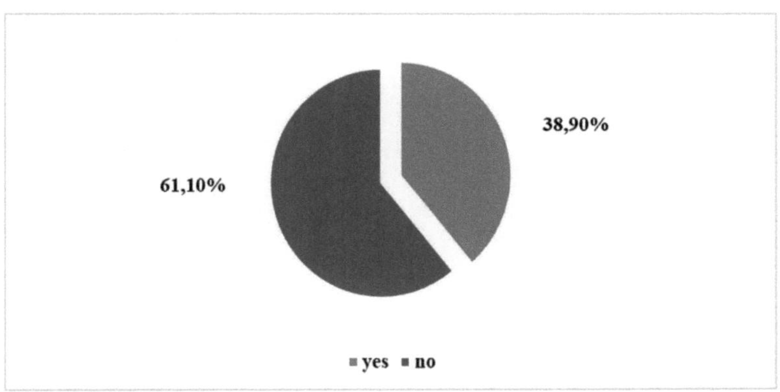

Figura 10 : Presença da criança nas sessões de terapia da fala (N=62).

- ***Em caso afirmativo, quantas sessões por semana:***

O número médio de sessões de terapia da fala foi de 2,19, com um mínimo de 1 e um máximo de 3 sessões, e um desvio padrão de 1,22 sessões.

8. ***Diagnóstico de outro membro da família com perturbação do espetro do autismo:***

A grande maioria dos inquiridos (96,80%) afirmou que nenhum outro membro da família tinha sido diagnosticado com perturbação do espetro do autismo.

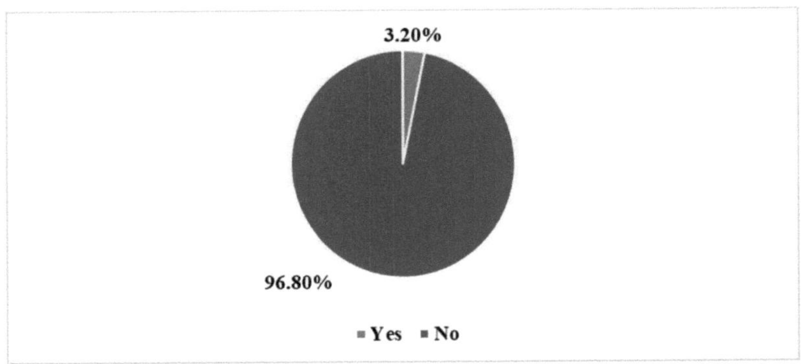

Figura 11: Diagnóstico de outro membro da família com PEA (N=62).

9. *Membros da família diagnosticados com uma doença mental:*

A grande maioria da população (98,40%) não tinha familiares com diagnóstico de doença mental.

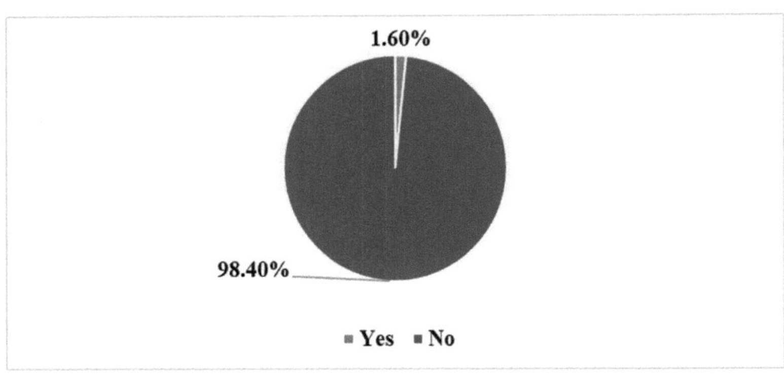

Figura 12: Diagnóstico de outro membro da família com uma doença mental (N=62).

III. Qualidade de vida dos pais de crianças com perturbações do espetro do autismo:

1. Escala de medição do WHOQOL BREF

A nossa população apresentou:

- Uma pontuação de qualidade de vida no domínio físico de 11,50 ± 1,78.
- Uma pontuação de qualidade de vida no domínio psicológico de 10,67 ± 2,16.
- Uma pontuação de qualidade de vida no domínio social de 11,18 ± 3,03.
- Uma pontuação de qualidade de vida no domínio do ambiente de 10,29 ± 2,27.

Tabela III: Escores dos Domínios da Qualidade de Vida dos Pais de Crianças com Autismo (N=62).

	Mínimo	Máximo	Média	Desvio padrão
Domínio físico	7.14	16.57	11.50	1.78
Domínio psicológico	6.66	14.66	10.67	2.16
Domínio social	4.00	20.00	11.18	3.03
Domínio ambiental	5.00	15.00	10.29	2.27

2. Factores associados ao domínio da Qualidade de Vida entre pais de crianças com PEA:

Foi observada uma associação estatisticamente significativa entre o domínio físico da qualidade de vida e o estado civil dos pais (p=0,003). Além disso, foi encontrada uma associação estatisticamente positiva entre o nível de escolaridade e o domínio social (p=0,004), bem como entre o nível de escolaridade e o domínio ambiental (p=0,007).

Por fim, foi identificada uma associação significativa entre a comunicação (verbal ou não verbal) e o domínio psicológico (p=0,001), o domínio social (p=0,001) e o domínio ambiental (p=0,001).

Tabela IV: Factores associados ao domínio da Qualidade de Vida (N=62)

		Physical Domain	psychique Domain	Sociatal Domain	Environmental Domain
Marital status	**Married M(SD)**	11.14 (1.66)	10.64 (1.78)	11.26 (2.1)	10.36 (2.27)
	Divorcé/séparé M(SD)	16,57	12.66	6.66	6.00
	p	**0.003**	0.361	0.134	0.56
Educational level	**Primary M(SD)**	9.42(1.20)	8.75(2.69)	11.33(2.82)	5.75(1.06)
	Secondary M(SD)	11.66(1.72)	10.97(2.28)	12.30(2.91)	10.72(2.04)
	University M(SD)	11.50(1.83)	10.44(1.95)	9.74(2.66)	10.10(2.25)
	p	0.228	0.292	**0.004**	**0.007**
Verbal	**Yes M(SD)**	12.06(1.5)	12.40(1.91)	12.84(3.14)	11.57(2.22)
	No M(SD)	11.20(1.95)	9.77(1.70)	10.31(2.62)	9.62(2.02)
	p	0.07	**0.001**	**0.001**	**0.001**

Discussão

DISCUSSÃO

I. Pontos fortes e limitações

As limitações do nosso estudo incluem, em primeiro lugar, a dimensão relativamente modesta da amostra, o que pode restringir a generalização dos resultados a uma população mais alargada de pais de crianças autistas. Além disso, a utilização de um questionário auto-administrado pode introduzir um viés de resposta, uma vez que os participantes podem interpretar as perguntas de forma diferente ou dar respostas socialmente desejáveis. Além disso, o nosso estudo foi transversal, o que significa que apenas avaliámos a qualidade de vida num único momento, sem podermos avaliar as alterações ao longo do tempo. Por último, a natureza subjectiva da medição da qualidade de vida pode introduzir variações nas respostas com base nas percepções individuais dos participantes.

No entanto, o nosso estudo também apresenta vários pontos fortes significativos: Em primeiro lugar, utilizou uma escala de medida validada para avaliar a qualidade de vida em diferentes domínios, garantindo a fiabilidade dos resultados obtidos. Para além disso, a nossa amostra era diversificada em termos de caraterísticas demográficas, reforçando a validade externa das nossas conclusões. Além disso, ao examinar a qualidade de vida em múltiplos domínios, o nosso estudo oferece uma perspetiva holística da experiência dos pais de crianças autistas. Por último, ao identificar pontuações específicas para cada domínio, o nosso estudo fornece informações valiosas para orientar o desenvolvimento de intervenções específicas destinadas a melhorar a qualidade de vida desta população vulnerável.

II. Sensibilização para o autismo antes do diagnóstico da criança:

A maioria dos pais (69,35%) referiu não ter conhecimentos sobre o autismo antes do diagnóstico do seu filho. Em contrapartida, 24,20% afirmaram ter adquirido conhecimentos através da televisão e de outros meios de comunicação social.

A falta de conhecimento sobre o autismo que prevalece entre a maioria dos pais antes do diagnóstico do seu filho sublinha um desafio significativo enfrentado por muitos. Esta falta de familiaridade com a perturbação pode evocar sentimentos de incerteza e amplificar o stress e a ansiedade em torno do processo de diagnóstico [15]. Além disso, pode impedir a procura atempada de assistência e apoio adequados, uma vez que os pais podem não reconhecer os primeiros sinais de autismo nos seus filhos ou não compreender as implicações do diagnóstico.

Por outro lado, a revelação de que um quarto dos pais adquiriu conhecimentos sobre o autismo através da televisão e de outros canais de comunicação social sublinha o papel influente que os meios de comunicação social podem desempenhar na sensibilização do público para esta doença. No entanto, é imperativo reconhecer que as representações do autismo nos meios de comunicação social podem, por vezes, ser incompletas, estereotipadas ou imprecisas, sublinhando a necessidade de fontes de informação fiáveis e precisas sobre o autismo [16, 17].

A maioria dos pais (77,41%) referiu um pedopsiquiatra como o profissional responsável pelo diagnóstico do autismo. No entanto, é crucial salientar que a equipa de diagnóstico pode incluir outros especialistas de saúde, tais como psicólogos, neurologistas ou pediatras do desenvolvimento [16, 18].

III. Identificação da criança:

1. Sexo da criança:

As crianças com autismo mostraram uma predominância masculina, com um rácio de sexo de 2,44. Esta predominância tem sido relatada na literatura [14, 16]. Foram propostas várias hipóteses para explicar esta disparidade de género. Uma teoria sugere que as mulheres podem ter um limiar mais elevado para os factores genéticos ou ambientais que contribuem para o autismo, o que significa que necessitam de uma maior carga cumulativa destes factores para apresentarem sintomas da perturbação. Isto pode resultar num menor número de mulheres diagnosticadas com autismo, apesar de poderem ter susceptibilidades genéticas semelhantes às dos homens.

Outra hipótese, conhecida como o "efeito protetor feminino", postula que podem existir factores genéticos protectores nas mulheres que reduzem a probabilidade de desenvolver autismo. Além disso, tem sido sugerido que os critérios e ferramentas de diagnóstico podem ser tendenciosos em relação à apresentação masculina do autismo, levando potencialmente a um subdiagnóstico ou diagnóstico incorreto no sexo feminino. As mulheres com autismo podem apresentar diferentes padrões de comportamento e estilos de comunicação social que são menos susceptíveis de satisfazer os critérios de diagnóstico tradicionais.

Além disso, factores sociais e culturais podem desempenhar um papel na predominância masculina observada. Por exemplo, pode haver uma maior sensibilização e expetativa de diagnosticar o autismo nos rapazes, levando a taxas de diagnóstico mais elevadas do que nas raparigas.

Na nossa população de crianças, a idade média foi de 5,77 anos, variando entre os 3 e os 8 anos, com um desvio padrão de 1,13 anos. Este facto indica alguma variabilidade nas idades das crianças incluídas no estudo, mas, em média, estas tinham cerca de 5 anos e meio de idade. O diagnóstico de autismo foi efectuado em crianças com uma idade média de 33,10 meses, variando entre 18 e 48 meses, com um desvio padrão de 7,05 meses. Isto sugere que a maioria das crianças foi diagnosticada antes dos 3 anos e meio de idade, com alguma variação na idade. Este facto é consistente com os resultados do estudo de David et al. (2005), que revelou uma idade média de diagnóstico de 3,1 anos para as crianças com perturbação autista [19].

2. *Comorbilidade*

A maioria dos nossos inquiridos (95,20%) referiu que os seus filhos não tinham sido diagnosticados com qualquer outra perturbação ou condição para além do autismo.

De facto, a literatura sublinha que as comorbilidades médicas são mais comuns nas crianças com Perturbação do Espectro do Autismo (PEA) do que na população em geral. Algumas doenças genéticas são mais prevalentes em crianças com PEA, como a síndrome do X frágil, a síndrome de Down, a distrofia muscular de Duchenne, a neurofibromatose tipo I e o complexo de esclerose tuberosa. As crianças autistas são também mais propensas a várias perturbações neurológicas, incluindo epilepsia, macrocefalia, hidrocefalia, paralisia cerebral, enxaquecas/cefaleias e anomalias congénitas do sistema nervoso. Além disso, as perturbações do sono são um problema significativo nos indivíduos com autismo, ocorrendo em cerca de 80% deles. Adicionalmente, as perturbações gastrointestinais são significativamente mais prevalentes nas crianças com PEA, ocorrendo em 46% a 84% delas [20].

Relativamente à utilização de medicação, a maioria dos pais referiu que os seus filhos autistas não tomavam qualquer medicação. No entanto, para aqueles que mencionaram que os seus filhos estavam a tomar medicação, a medicação mais frequentemente citada foi a Risperidona.

Neste contexto, é interessante notar que a Risperidona é um medicamento antipsicótico atípico que é por vezes prescrito para o tratamento de certos sintomas associados ao autismo, especialmente comportamentos agressivos, comportamentos repetitivos e explosões de raiva. Embora a Risperidona não seja especificamente aprovada para o tratamento do autismo por todas as autoridades reguladoras, é frequentemente utilizada off-label para esta indicação, o que significa que a sua utilização ocorre fora das indicações oficialmente aprovadas. As razões pelas quais a Risperidona pode ser prescrita no contexto do autismo incluem a sua capacidade de reduzir a agressividade, os comportamentos disruptivos e as explosões de raiva, o que pode melhorar a qualidade de vida da criança autista e da sua família. Pode também ajudar a aliviar alguns sintomas associados ao autismo, como a irritabilidade e a agitação, facilitando a participação da criança nas actividades diárias e sociais [21].

3. Frequência de terapia da fala:

Uma proporção considerável dos nossos inquiridos (66,1%) indicou que os seus filhos não estavam a frequentar sessões de terapia da fala.

Para as crianças que participaram, a frequência média das sessões foi de 2,19, variando entre um mínimo de 1 sessão e um máximo de 3 sessões, com um desvio padrão de 1,22 sessões.

A terapia da fala desempenha um papel vital no apoio às crianças com perturbações do espetro do autismo (PEA). As PEA apresentam frequentemente desafios na comunicação verbal e não-verbal, bem como no desenvolvimento da linguagem e da fala. As intervenções de terapia da fala são concebidas para lidar com estes desafios, fornecendo técnicas especializadas destinadas a melhorar as capacidades de comunicação e de linguagem da criança [22].

A importância da terapia da fala é particularmente evidente no contexto das Perturbações do Espectro do Autismo, onde pode ajudar a desenvolver competências de comunicação essenciais que podem ser deficientes nestas crianças. As sessões de terapia são normalmente personalizadas para satisfazer as necessidades específicas de cada criança. Os terapeutas da fala trabalham em estreita colaboração com a criança e a sua família para criar planos de tratamento individualizados que visem áreas como a comunicação e os défices de linguagem. Os objectivos das sessões de terapia da fala podem incluir a melhoria da compreensão da linguagem, a aquisição de competências de comunicação funcional, como a expressão de necessidades e a partilha de informações, a promoção da interação social e o desenvolvimento de capacidades expressivas de fala e linguagem [22].

Ao participar na terapia da fala, as crianças com PEA podem melhorar a sua capacidade de interagir com o ambiente, formar ligações sociais significativas, participar mais ativamente em actividades educativas e sociais e expressar as suas necessidades e desejos de forma mais eficaz. Isto pode, em última análise, levar a uma redução dos comportamentos problemáticos associados às dificuldades de comunicação, melhorando assim a qualidade de vida global tanto da criança como da sua família [22, 23].

4. Diagnóstico de outro membro da família com Perturbação do Espectro do Autismo:

De acordo com os nossos dados, quase todos os inquiridos (96,80%) referiram que nenhum outro membro da família tinha sido diagnosticado com perturbação do espetro do autismo. Da mesma forma, quase toda a população (98,40%) não tinha nenhum membro da família diagnosticado com doença mental.

O papel dos factores genéticos no autismo está bem estabelecido na literatura. De facto, estudos demonstraram uma elevada prevalência de autismo em famílias que já têm uma criança autista, o que indica uma componente hereditária significativa. A investigação sobre gémeos também confirmou esta tendência, com os gémeos monozigóticos a apresentarem um risco muito maior de partilhar um diagnóstico de autismo do que os gémeos dizigóticos. Além disso, estudos genéticos identificaram diversas variantes genéticas associadas a um risco acrescido de autismo, sublinhando a importância das vias biológicas e dos processos neuronais no desenvolvimento desta perturbação [24]. Embora os factores genéticos desempenhem um papel predominante, é importante reconhecer que o autismo é complexo e resulta da interação entre vários factores genéticos e ambientais. Uma melhor compreensão da genética do autismo pode abrir caminho a novas estratégias de tratamento e intervenção, ao mesmo tempo que ajuda as famílias e os profissionais de saúde a compreender melhor os riscos genéticos e as implicações associadas a esta perturbação [25].

IV. Qualidade de vida dos pais de crianças com perturbações do espetro do autismo: Medição do WHOQOL-BREF

Qualidade de vida (QV) é um conceito multidimensional que engloba vários aspectos do bem-estar do indivíduo, incluindo saúde emocional, física e financeira, relações interpessoais, objetivos e interações com seu ambiente (Mello et al., 2019) [9]. É uma avaliação subjetiva baseada na perceção do indivíduo sobre sua realidade em relação aos seus objetivos, expectativas e preocupações, influenciada pela cultura e valores da sociedade em que vive.

De acordo com o nosso estudo, os resultados da QdV da nossa população reflectem diferentes dimensões de bem-estar e satisfação na sua vida quotidiana. A pontuação média de QdV para o domínio físico foi de 11,50, com um desvio-padrão de 1,78, indicando o nível percebido de satisfação e funcionamento físico dos participantes. Esta pontuação avalia aspectos como a saúde física, o bem-estar físico geral, a capacidade de realizar actividades diárias e a presença de sintomas físicos ou limitações funcionais. Para o domínio psicológico, a pontuação média foi de 10,67 ± 2,16, que diz respeito ao bem-estar emocional, cognitivo e mental dos indivíduos. Mede aspectos como a satisfação global com a vida, a felicidade, a autoconfiança, a capacidade de adaptação ao stress e a resiliência emocional. No domínio social, a pontuação média foi de 11,18 ± 3,03, avaliando a qualidade das relações sociais, as interações sociais e o apoio social percebido. Examina a satisfação nas relações com a família, amigos, colegas e comunidade, bem como o sentimento de pertença e integração social. Por último, o domínio do ambiente teve uma pontuação média de 10,29 ± 2,27, medindo a satisfação relacionada com o ambiente físico e social em que os indivíduos vivem. Este domínio inclui factores como a qualidade do ar, a segurança, as oportunidades de lazer, o acesso a serviços de saúde e de educação e a perceção da qualidade de vida global no seu ambiente quotidiano.

A análise destas pontuações em cada domínio permite-nos compreender melhor os aspectos da vida dos participantes que contribuem para o seu bem-estar geral e identificar áreas específicas que podem exigir uma atenção especial em termos de apoio e intervenção. Os nossos resultados evidenciam um nível relativamente baixo de QdV, consistente com as conclusões da literatura: os pais de crianças com PEA têm frequentemente uma QdV baixa e um risco acrescido de perturbações psicológicas [9,26]. Independentemente do país ou da cultura, a QdV dos pais de crianças com PEA é inferior à dos pais de crianças com desenvolvimento normal, especialmente no domínio físico [10].

A persistência de dificuldades de comunicação e de interação social, associada a comportamentos restritos, repetitivos e estereotipados, bem como a comportamentos perturbadores caraterísticos das PEA, pode ter um impacto significativo em toda a família e constituir um grande desafio para os pais, que são os principais prestadores de cuidados. Isto afecta negativamente a saúde mental dos pais [10]. Para abordar esta questão, uma revisão sistemática de Musetti et al. (2021) [11] enfatizou que aumentar o envolvimento dos pais em intervenções para crianças ou adolescentes com PEA pode ser uma forma de melhorar a sua QdV. Esta abordagem oferece um caminho promissor para melhorar a QdV dos pais, reforçando a sua colaboração com os profissionais de saúde.

Ao trabalhar em conjunto no planeamento e na execução das intervenções, pode criar-se uma sinergia que conduza a resultados mais holísticos e satisfatórios para os pais. Através de uma abordagem mais inclusiva e participativa, podemos esperar ver melhorias significativas na saúde mental e na QdV dos pais de crianças com PEA.

Foi observada uma associação estatisticamente significativa entre o domínio físico da qualidade de vida e o estado civil dos pais (p=0,003). Este resultado é consistente com estudos recentes que destacam o impacto do estado civil em vários resultados de saúde. Por exemplo, um estudo realizado por Robles et al. (2014) concluiu que os indivíduos casados têm geralmente uma melhor saúde física em comparação com os seus homólogos solteiros, o que é atribuído a factores como o apoio emocional, a partilha de responsabilidades e uma melhor estabilidade financeira [27].

Além disso, a presença de um parceiro que o apoie pode levar a escolhas de estilo de vida mais saudáveis e a uma melhor adesão aos conselhos médicos, o que pode melhorar significativamente o bem-estar físico [28].

Além disso, foi encontrada uma associação estatisticamente positiva entre o nível de escolaridade e o domínio social (p=0,004), bem como entre o nível de escolaridade e o domínio ambiental (p=0,007). Níveis de educação mais elevados estão frequentemente correlacionados com melhores interações sociais e condições ambientais. A educação tende a melhorar as competências sociais, a auto-eficácia e o acesso a redes sociais, que são cruciais para uma melhor qualidade de vida no domínio social. Por exemplo, um estudo de Cutler e Lleras-Muney (2010) indica que a educação melhora as competências sociais e a participação em actividades sociais, o que pode ter um impacto positivo na qualidade de vida social [29].

Além disso, um nível de escolaridade mais elevado proporciona frequentemente melhores oportunidades de emprego, conduzindo a melhores condições de vida e qualidade ambiental. Os indivíduos instruídos têm mais probabilidades de viver em bairros com melhores recursos, taxas de criminalidade mais baixas e uma qualidade de vida global mais elevada. A investigação de Ross e Wu (1995) [30] corrobora este facto, mostrando que o ensino superior está associado a melhores comportamentos e ambientes saudáveis.

Por fim, foi identificada uma associação significativa entre a comunicação e o domínio psicológico (p=0,001), o domínio social (p=0,001) e o domínio ambiental (p=0,001) da qualidade de vida dos pais de crianças com PEA. As capacidades de comunicação são cruciais para o bem-estar psicológico, as interações sociais e a adaptabilidade ambiental.

As crianças não verbais podem registar níveis mais elevados de frustração e ansiedade, o que pode ter um impacto negativo na sua saúde psicológica. Estudos demonstraram que uma comunicação eficaz é fundamental para a regulação emocional e a saúde mental. [31, 32].

Por exemplo, um estudo de Febriantini et al. (2021) [32] salienta que as crianças não verbais com autismo enfrentam frequentemente desafios sociais significativos, com impacto no seu bem-estar psicológico.

Em termos do domínio social, as competências de comunicação são essenciais para construir relações e participar em actividades sociais. As crianças não verbais podem ter dificuldade em envolver-se com os seus pares e em formar ligações significativas, o que pode levar ao isolamento social e à redução da qualidade de vida social. Isto é apoiado pela investigação de Febriantini et al. (2021), que concluiu que as deficiências de comunicação prejudicam significativamente as interações e relações sociais em crianças com autismo [32].

No que diz respeito ao domínio ambiental, uma comunicação eficaz pode influenciar a capacidade da criança para navegar e interagir com o ambiente que a rodeia. As crianças não verbais podem ter dificuldade em compreender e responder às pistas ambientais, o que pode afetar a sua adaptação e segurança gerais.

Estas deficiências podem ter um impacto negativo na qualidade de vida dos pais de forma semelhante. O isolamento social vivido pelas crianças devido às dificuldades de comunicação pode estender-se aos pais, que podem acabar por se afastar das actividades sociais e das redes de apoio [33]. Além disso, as exigências de cuidar de uma criança não verbal podem levar a desafios significativos na gestão da vida quotidiana, incluindo o equilíbrio entre o trabalho, as responsabilidades familiares e o bem-estar pessoal [34].

A pesquisa de Smith et al. (2018) indica que os pais de crianças com deficiências graves de comunicação geralmente relatam menor qualidade de vida geral, maior pressão financeira e maior dificuldade em acessar serviços e apoio adequados [35].

A investigação realizada por Kolaski et al. (2020) indica que as intervenções de comunicação podem melhorar significativamente as interações ambientais das crianças não verbais, salientando a importância de abordar as competências de comunicação neste contexto [36].

As associações observadas neste estudo sublinham o impacto multifacetado do estado civil dos pais, do nível educacional e das capacidades de comunicação em vários domínios da qualidade de vida. Estes resultados alinham-se com a literatura existente e realçam a importância de uma abordagem holística no apoio às famílias e às crianças com autismo. As intervenções destinadas a melhorar as capacidades de comunicação, a fornecer apoio educativo e a promover ambientes familiares estáveis podem ter um impacto profundo na qualidade de vida global destas crianças e das suas famílias.

RECOMENDAÇÕES GERAIS

Nível académico

- Incorporar cursos e formação sobre o autismo nos programas universitários de medicina, psicologia e enfermagem. O objetivo é sensibilizar os futuros profissionais da saúde e da educação para as necessidades específicas dos indivíduos autistas e das suas famílias.

- Fomentar a investigação interdisciplinar sobre o autismo, promovendo a colaboração entre várias faculdades e departamentos universitários. Isto poderia permitir uma abordagem mais holística e integrada para compreender e gerir o autismo.

- Estabelecer programas de sensibilização e educação para os estudantes, a fim de promover uma melhor compreensão e aceitação do autismo na comunidade universitária.

Nível prático

- Criar programas de formação contínua para profissionais dos sectores da saúde, da educação e do serviço social, para melhorar as suas competências na gestão de indivíduos autistas e das suas famílias.
- Criar centros de recursos e de informação sobre o autismo, onde as famílias possam aceder a informação fiável, serviços de apoio e grupos de apoio de pares.
- Promover a criação de grupos de apoio e redes comunitárias para famílias de crianças autistas, proporcionando um espaço seguro para a partilha de experiências, apoio emocional e ligações sociais.

Nível de investigação

- Incentivar a investigação longitudinal para compreender melhor a evolução das necessidades e dos desafios das famílias com crianças autistas ao longo do tempo. Este facto poderá contribuir para o desenvolvimento de estratégias de intervenção e de apoio a longo prazo.
- Investigar as intervenções inovadoras e as melhores práticas nos cuidados com o autismo, centrando-se na sua eficácia, acessibilidade e adaptação a contextos culturais e socioeconómicos específicos.

- Apoiar a investigação participativa envolvendo famílias e indivíduos autistas na conceção, implementação e avaliação de programas de investigação. Isto assegura uma abordagem centrada nas necessidades das pessoas diretamente afectadas.

PLANO DE ACÇÃO PARA MELHORAR A QUALIDADE DE VIDA DOS PAIS DE CRIANÇAS COM ASD

I. Qualidade de vida social

1. Encontros sociais semanais:

Uma forma eficaz de criar uma comunidade de apoio e reduzir os sentimentos de isolamento dos pais de uma criança com Perturbação do Espectro do Autismo é participar em encontros sociais semanais com outros pais em situações semelhantes.
Devem agendar encontros regulares, por exemplo, todos os sábados à tarde, e escolher locais convenientes, como centros comunitários locais, parques, ou alternar entre as casas de cada um. Utilize uma aplicação de calendário partilhada para manter todos informados e garantir a consistência. Ao alternar a responsabilidade de acolher ou organizar estes encontros, está a partilhar a carga de trabalho e a incentivar a participação ativa de todos os membros.
Estes encontros ajudá-lo-ão a construir uma forte rede de apoio, a partilhar experiências e a obter informações valiosas de outras pessoas que enfrentam desafios semelhantes, melhorando, em última análise, a qualidade de vida tanto para si como para o seu filho.

2. Comunidades de apoio em linha:

Aderir e participar ativamente em fóruns online ou grupos de redes sociais para pais de crianças com Perturbação do Espectro do Autismo pode constituir uma valiosa fonte de apoio e informação.
Comece por procurar grupos com boa reputação em plataformas como o Facebook, Reddit ou sítios Web dedicados de apoio ao autismo. Quando encontrar grupos adequados, participe em debates, faça perguntas e ofereça apoio aos outros. Ao fazê-lo, pode aceder a uma comunidade de apoio mais vasta, obter informações valiosas e sentir-se menos sozinho no seu percurso. Esta rede virtual pode complementar as reuniões presenciais, fornecendo recursos 24 horas por dia e estabelecendo ligações com pais de todo o mundo que partilham experiências e desafios semelhantes.

3. Oportunidades de voluntariado:

Que tal fazer voluntariado em organizações ou eventos locais de autismo? Certamente que pode ser uma forma gratificante de se relacionar com outras pessoas e contribuir para uma causa significativa.

Por isso, pode começar por contactar as organizações locais de apoio ao autismo para descobrir oportunidades de voluntariado que correspondam aos seus interesses e disponibilidade. Quer opte por ajudar em eventos, participar em esforços de angariação de fundos ou prestar apoio administrativo, o envolvimento regular pode ajudá-lo a criar um sentido de comunidade e de objetivo. Através do voluntariado, não só terá um impacto positivo na vida das pessoas com PEA e das suas famílias, como também compreenderá melhor os desafios e os triunfos que enfrentam.

II. Qualidade de vida física

1. Rotina diária de exercícios:

É uma boa ideia incorporar uma rotina de 30 minutos de exercício diário no seu horário pode melhorar significativamente o seu bem-estar geral. Escolha actividades que considere agradáveis e sustentáveis, como uma caminhada rápida, jogging ou ioga. Utilize aplicações de fitness ou considere juntar-se a grupos de fitness locais para se manter motivado e responsável. O exercício regular não só melhora a saúde física, melhorando a aptidão cardiovascular e a força, como também desempenha um papel crucial na redução dos níveis de stress e no aumento da clareza mental. Ao comprometer-se com esta rotina, irá sentir um aumento dos níveis de energia, uma melhoria do humor e uma maior sensação de bem-estar geral na sua vida quotidiana.

2. Plano de nutrição:

Para garantir o bem-estar do seu filho, é crucial estabelecer um plano de nutrição sólido. Comece por se concentrar em hábitos alimentares equilibrados e saudáveis. Planeie as suas refeições semanais com base em alimentos integrais, como frutas, legumes, proteínas magras e cereais integrais, minimizando os alimentos processados e os snacks açucarados. Consultar um nutricionista pode fornecer orientação personalizada adaptada às necessidades do seu filho, garantindo que ele recebe os nutrientes adequados para um crescimento e desenvolvimento óptimos. Ao adotar estas práticas, pode melhorar a sua saúde física, aumentar os níveis de energia e promover o bem-estar geral, criando uma base sólida para a sua saúde futura.

3. Práticas de higiene do sono:

Para apoiar o bem-estar do seu filho, é essencial estabelecer práticas consistentes de higiene do sono. Comece por estabelecer uma hora de deitar e de acordar regulares para regular o relógio interno. Desenvolva uma rotina calmante para a hora de dormir, como ler um livro ou ouvir música relaxante, para sinalizar que está na altura de relaxar. Crie um ambiente de sono ideal, escuro, silencioso e fresco, que promova um descanso ininterrupto. Ao implementar estas práticas, pode melhorar a qualidade do sono do seu filho, reduzir a fadiga e melhorar o seu funcionamento diário, garantindo que acorda revigorado e pronto para o dia seguinte.

III. Qualidade de vida psicológica

1. Mindfulness e Meditação:

Para promover o bem-estar emocional do seu filho, considere incorporar a atenção plena e a meditação na sua rotina diária. Incentive-os a praticar a atenção plena e a meditação durante 10 a 20 minutos por dia. Utilize aplicações fáceis de utilizar, como o Headspace ou o Calm, ou siga vídeos de meditação guiada disponíveis online. Estabeleça um horário consistente para esta prática para criar um hábito. Através da prática regular da atenção plena e da meditação, o seu filho pode reduzir os níveis de stress, melhorar a regulação emocional e aumentar a clareza mental, permitindo-lhe enfrentar os desafios diários com maior resiliência e calma.

2. Diário Terapêutico:

Para apoiar o bem-estar emocional do seu filho, incentive-o a escrever um diário terapêutico como parte da sua rotina diária. Incentive-o a manter um diário para expressar livremente os seus pensamentos e emoções. Reserve um tempo específico todos os dias para escrever sobre as suas experiências, desafios que possam enfrentar e momentos positivos que apreciam. Se necessário, utilize sugestões para orientar a sua escrita e encorajar a reflexão. Através de um diário terapêutico consistente, o seu filho pode processar eficazmente as suas emoções, reduzir os níveis de stress e obter informações valiosas sobre as suas experiências pessoais, promovendo a resiliência emocional e a auto-consciência ao longo do tempo.

3. Sessões de terapia:

Para apoiar o bem-estar emocional e psicológico do seu filho, dê prioridade à marcação e frequência regular de sessões de terapia. Procure um terapeuta licenciado com experiência em trabalhar com indivíduos do espetro do autismo. Comprometa-se a assistir às sessões de forma consistente e a participar ativamente no processo terapêutico. Através da terapia, o seu filho pode desenvolver estratégias eficazes para lidar com a situação, receber apoio emocional personalizado e trabalhar para melhorar a sua saúde mental e bem-estar geral. As sessões de terapia proporcionam um ambiente estruturado onde o seu filho pode explorar desafios, criar resiliência e melhorar a compreensão de si próprio e das suas emoções, promovendo um crescimento e desenvolvimento positivos ao longo do tempo.

IV. Qualidade de vida ambiental

1. Modificações caseiras favoráveis aos sentidos:

Para criar um ambiente mais confortável e de apoio para o seu filho, considere a possibilidade de efetuar ajustamentos em casa que respeitem os sentidos. Comece por utilizar uma iluminação suave para reduzir o brilho intenso e criar uma atmosfera relaxante. Implemente estratégias de redução do ruído, como a insonorização ou a utilização de máquinas de ruído branco para minimizar as distracções auditivas. Além disso, dedique um espaço sensorial calmante em sua casa, equipado com objectos como cobertores com pesos, brinquedos sensoriais ou assentos confortáveis para proporcionar estímulos sensoriais que promovam o relaxamento e o conforto.

Estas modificações visam criar um ambiente menos stressante tanto para o seu filho como para si, enquanto pai, promovendo uma sensação de segurança e bem-estar em casa. Ao abordar as sensibilidades sensoriais e proporcionar uma atmosfera de apoio, pode ajudar o seu filho a sentir-se mais confortável e mais bem equipado para gerir as suas rotinas e actividades diárias.

2. Espaços de vida organizados:

Para proporcionar um ambiente calmo e organizado ao seu filho, dê prioridade à manutenção de uma casa organizada e sem desordem. Comece por implementar soluções de arrumação eficazes para manter os pertences organizados e facilmente acessíveis. Estabeleça rotinas regulares para organizar e arrumar os espaços partilhados, assegurando que cada área permanece arrumada e funcional.

Incentive o seu filho a participar na organização do seu próprio espaço, promovendo um sentido de responsabilidade e independência. Ao envolvê-lo nestas tarefas, ele pode aprender competências organizacionais valiosas e apropriar-se do seu ambiente.

Estes esforços contribuem para reduzir os níveis de stress dentro de casa, promovendo uma atmosfera mais pacífica que apoia o bem-estar geral e o funcionamento diário do seu filho. Um espaço de vida bem organizado proporciona um ambiente estruturado onde o seu filho pode prosperar, melhorando a sua capacidade de se concentrar, participar em actividades e sentir-se confortável no seu ambiente doméstico.

A implementação destes exercícios práticos nos domínios social, físico, psicológico e ambiental pode melhorar significativamente a qualidade de vida dos pais de crianças com PEA. Ao fomentar as ligações sociais, melhorar a saúde física, apoiar o bem-estar mental e criar ambientes de apoio, os pais podem enfrentar melhor os desafios de educar uma criança com autismo e melhorar o seu bem-estar geral.

Conclusão

CONCLUSÃO

Os pais de crianças com Perturbação do Espectro do Autismo (PEA) enfrentam desafios significativos que afectam profundamente a sua qualidade de vida. O autismo do seu filho pode criar uma enorme carga emocional, financeira e social, afectando significativamente o seu bem-estar mental e físico. As exigências dos cuidados diários, as preocupações com o futuro do seu filho e as pressões financeiras associadas às terapias e aos serviços especializados contribuem para este fardo. Este stress contínuo pode afetar gravemente a sua saúde mental e qualidade de vida, deixando-os frequentemente exaustos e isolados.

Realizámos um estudo para analisar a qualidade de vida dos pais de crianças autistas na Tunísia, envolvendo 62 pais de crianças com TEA. A idade média dos nossos participantes era de 37,35 anos, com um máximo de 49 anos e um mínimo de 28 anos, e um desvio padrão de 5,55 anos. A maioria da população (53,20%) tinha um nível de ensino secundário, enquanto 43,50% tinham um diploma universitário. A maioria dos participantes (69,35%) referiu não ter qualquer conhecimento sobre o autismo antes do diagnóstico do seu filho. Em contrapartida, 24,20% afirmaram ter algum conhecimento através da televisão e de outros meios de comunicação social. As crianças do nosso estudo tinham uma idade média de 5,77 anos, com um mínimo de 3 anos e um máximo de 8 anos, com um desvio padrão de ±1,13 anos.

Os resultados do nosso estudo revelaram uma qualidade de vida relativamente baixa em todos os domínios avaliados. No domínio físico, os participantes obtiveram uma pontuação média de 11,50 ± 1,78, indicando uma perceção geral de bem-estar físico limitado. Da mesma forma, no domínio psicológico, a pontuação média foi de 10,67 ± 2,16, sugerindo desafios emocionais e mentais significativos. O domínio social também foi afetado, com uma pontuação média de 11,18 ± 3,03, indicando dificuldades nas relações interpessoais e no apoio social. Por último, no domínio ambiental, os participantes obtiveram uma pontuação média de 10,29 ± 2,27, evidenciando obstáculos no seu ambiente quotidiano.

Estes resultados sublinham a dimensão das dificuldades enfrentadas pelos pais de crianças autistas em vários aspectos das suas vidas. Destacam a necessidade de intervenções eficazes e direcionadas para melhorar a qualidade de vida destes pais, considerando as suas necessidades específicas em cada domínio avaliado.

É crucial reconhecer a importância de apoiar os pais na sua jornada com o seu filho autista. Os enfermeiros desempenham um papel essencial na melhoria da qualidade de vida dos pais, envolvendo-os ativamente nas decisões de tratamento, fornecendo-lhes recursos e apoio adequados e encaminhando-os para serviços de apoio apropriados. A colaboração entre os profissionais de saúde e os pais pode conduzir a resultados mais positivos e a uma maior satisfação, não só para os pais mas também para os seus filhos com PEA. Por conseguinte, os profissionais de saúde devem reconhecer os desafios específicos enfrentados pelos pais de crianças autistas e trabalhar ativamente para melhorar a sua qualidade de vida.

Ao investir no apoio parental, podemos criar um ambiente mais favorável para toda a família e promover o bem-estar geral dos indivíduos afectados pelas PEA.

REFERÊNCIAS

1. Green C, Smith J, Bent C, Chetcuti L, Sulek R, Uljarević M, et al. Preditores diferenciais de bem-estar versus saúde mental entre pais de crianças em idade pré-escolar com autismo. Autismo. 2021;25(4):1125-1136. https://doi.org/10.1177/1362361320984315

2. Smith J, Sulek R, Abdullahi I, Green C, Bent C, Dissanayake C, et al. Comparação da saúde mental, bem-estar e sentido de competência parental entre pais australianos e do Sudeste Asiático de crianças autistas que recorrem à intervenção precoce na Austrália. Autism. 2021;25(6):1784-1796. https://doi.org/10.1177/13623613211010006

3. Yamada A, Suzuki M, Kato M, Suzuki M, Tanaka S, Shindo T, et al. Angústia emocional e suas correlações entre pais de crianças com perturbações invasivas do desenvolvimento. Psychiatry Clin Neurosci. 2007;61(6):651-657. https://doi.org/10.1111/j.1440-1819.2007.01736.x

4. Merkaj V, Kika M, Simaku A. Sintomas de stress, depressão e ansiedade entre pais de crianças autistas e pais de crianças com desenvolvimento típico. Acad J Interdiscip Stud. 2013. https://doi.org/10.5901/ajis.2013.v2n2p345

5. Kissel S, Nelson W. Parents' perceptions of the severity of their child's autistic behaviors and differences in parental stress, family functioning, and social support. Focus Autism Other Dev Disabl. 2014;31(2):152-160. https://doi.org/10.1177/1088357614537352

6. Sivayokan B, Sivayokan S, Kumanan T, Sathiadas M, Sivapathamoorthy T. As caraterísticas das crianças autistas que frequentam um centro de neurodesenvolvimento no norte do Sri Lanka. Cureus. 2023. https://doi.org/10.7759/cureus.35970

7. Goodwin J, Rob P, Freeston M, Garland D, Grahame V, Kernohan A, et al. Caregiver perspectives on the impact of uncertainty on the everyday lives of autistic children and their families. Autismo. 2021;26(4):827-838. https://doi.org/10.1177/13623613211033757

8. Lodder A, Papadopoulos C, Randhawa G. Stigma of living as an autism carer: a brief psycho-social support intervention (solace). study protocol for a randomised controlled feasibility study. Pilot Feasibility Stud. 2019;5(1). https://doi.org/10.1186/s40814-019-0406-9

9. Mello C, Rivard M, Terroux A, Mercier C. Quality of life in families of young children with autism spectrum disorder (Qualidade de vida em famílias de

crianças com perturbações do espetro do autismo). Am J Intellect Dev Disabil. 2019;124(6):535-548. https://doi.org/10.1352/1944-7558-124.6.535

10. Vasilopoulou E, Nisbet J. A qualidade de vida dos pais de crianças com perturbações do espetro do autismo: uma revisão sistemática. Res Autism Spectr Disord. 2016;23:36-49. https://doi.org/10.1016/j.rasd.2015.11.008

11. Musetti A, Manari T, Dioni B, Raffin C, Bravo G, Mariani R, et al. Parental quality of life and involvement in intervention for children or adolescents with autism spectrum disorders: a systematic review. J Pers Med. 2021;11(9)
12. https://doi.org/10.3390/jpm11090894

13. LHatta O, Derôme M, De Mol J, Gabriel B. Qualité de vie chez les mères d'enfants autistes. Ann Méd-Psychol Rev Psychiatr. 2018. doi:10.1016/j.amp.2017.10.021

14. McStay RL, Trembath D, Dissanayake C. Stress and family quality of life in parents of children with autism spectrum disorder: parent gender and the double ABCX model. J Autism Dev Disord. 2014;44:3101-3118.

15. Lai MC, Baron-Cohen S, Buxbaum JD. Compreender o autismo à luz do sexo/género. Mol Autism. 2015;6:1-5.

16. Wetherston V, Gangat S, Shange N, Wheeler K, Karrim SS, Pahl J. The views and knowledge of parents of children with autism spectrum disorder on a range of treatments (As opiniões e conhecimentos dos pais de crianças com perturbações do espetro do autismo sobre uma série de tratamentos). S Afr J Child Health. 2017;11(3):117-121.

17. Crane L, Chester JW, Goddard L, Henry LA, Hill E. Experiences of autism diagnosis: a survey of over 1000 parents in the United Kingdom (Experiências do diagnóstico de autismo: um inquérito a mais de 1000 pais no Reino Unido). Autism. 2016;20(2):153-162. https://doi.org/10.1177/1362361315573636

18. Abid N, Hassine AB, Gaddour N, Hmissa S. Desafios e necessidades não satisfeitas das mães de crianças em idade pré-escolar com perturbações do espetro do autismo na Tunísia: um estudo qualitativo. Pan Afr Med J. 2022;43:66. doi: 10.11604/pamj.2022.43.66.36591. PMID: 36523288; PMCID: PMC9733453.

19. Rhoades RA, Scarpa A, Salley B. A importância do conhecimento do médico sobre a perturbação do espetro do autismo: resultados de um inquérito aos pais. BMC Pediatr. 2007;7:1-10.

20. Mandell DS, Novak MM, Zubritsky CD. Factores associados à idade do diagnóstico em crianças com perturbações do espetro do autismo. Pediatrics. 2005;116(6):1480-1486. doi:10.1542/peds.2005-0185

21. Al-Beltagi M. Comorbidades médicas do autismo. World J Clin Pediatr. 2021;10(3):15-28. doi:10.5409/wjcp.v10.i3.15. PMID: 33972922; PMCID: PMC8085719.

22. Jesner OS, Aref-Adib M, Coren E. Risperidona para a perturbação do espetro do autismo. Cochrane Database Syst Rev. 2007;(1).

23. Coudougnan E. Le bilan orthophonique de l'enfant autiste: des recommandations à la pratique. Rééducation orthophonique. 2012;50(249):77-90.

24. Breheret C. Effets d'une intervention orthophonique axée sur l'identification et la compréhension des émotions auprès d'enfants atteints de troubles du spectre de l'autisme. 2019.

25. Falissard B. Capítulo 6. A importância das neurociências para a pedopsiquiatria. Hors collection. 2020;81-90.

26. Bölte S, Girdler S, Marschik PB. A contribuição da exposição ambiental para a etiologia do transtorno do espetro do autismo. Cell Mol Life Sci. 2019;76:1275-1297.

27. Ni'matuzahroh, Suen MW, Ningrum V, Widayat, Yuniardi MS, Hasanati N, et al. A associação entre o stress parental, o coping de reavaliação positiva e a qualidade de vida dos pais de crianças com perturbações do espetro do autismo (PEA): uma revisão sistemática. Cuidados de saúde (Basileia). 2021;10(1):52. https://doi.org/10.3390/healthcare10010052

28. Baron-Cohen S, Lombardo MV, Auyeung B, Ashwin E, Chakrabarti B, Knickmeyer R. Porque é que as condições do espetro do autismo são mais prevalentes no sexo masculino? PLoS Biol. 2011;9(6). doi:10.1371/journal.pbio.1001081

29. Gupta L, Khandelwal D, Lal PR, Gupta Y, Kalra S, Dutta D. Factors determining the success of therapeutic lifestyle interventions in diabetes-role of partner and family support. Eur Endocrinol. 2019;15(1):18.

30. Cutler DM, Lleras-Muney A. Understanding differences in health behaviors by education (Compreender as diferenças nos comportamentos de saúde por educação). J Health Econ. 2010;29(1):1-28. doi:10.1016/j.jhealeco.2009.10.003

31. Ross CE, Wu C-l. The links between education and health. Am Sociol Rev. 1995;60(5):719-745. https://doi.org/10.2307/2096319

32. Febriantini WA, Fitriati R, Oktaviani L. Uma análise da comunicação verbal e não verbal em crianças autistas. J Res Lang Educ. 2021;2(1):53-56.

33. Pottie CG, Ingram KM. Daily stress, coping, and well-being in parents of children with autism: a multilevel modeling approach. J Fam Psychol. 2008;22(6):855-864.

34. Hayes SA, Watson SL. The impact of parenting stress: a meta-analysis of studies comparing the experience of parenting stress in parents of children with and without autism spectrum disorder. J Autism Dev Disord. 2013;43(3):629-642.

35. Smith LE, Greenberg JS, Seltzer MM. Social support and well-being at mid-life among mothers of adolescents and adults with autism spectrum disorders (Apoio social e bem-estar na meia-idade entre mães de adolescentes e adultos com perturbações do espetro do autismo). J Autism Dev Disord. 2012;42(9):1818-1826.

36. Kolaski K. As intervenções de comunicação são eficazes para crianças minimamente verbais com perturbações do espetro do autismo? Um resumo da revisão Cochrane com comentários. Dev Neurorehabil. 2020;23(8):557-559.

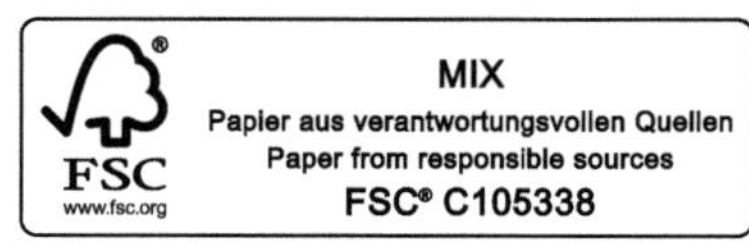

Printed by Books on Demand GmbH, Norderstedt / Germany